AF496093

DISCUSSION

SUR LES

TROUBLES FONCTIONNELS DE LA VISION

DANS LEURS RAPPORTS

AVEC LE SERVICE MILITAIRE

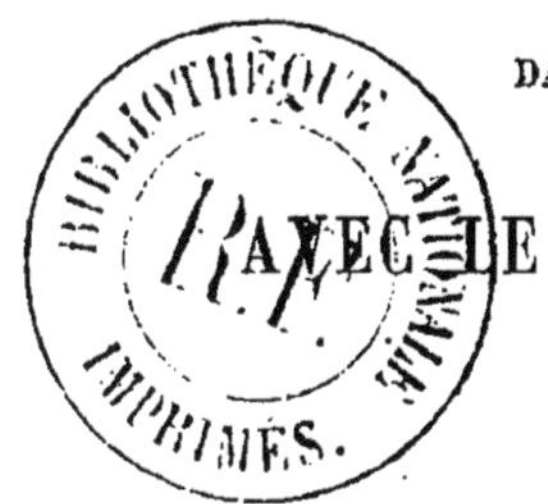

DISCOURS

PRONONCÉ A L'ACADÉMIE DE MÉDECINE LE 19 OCTOBRE 1875

PAR

M. le docteur GIRAUD-TEULON

PARIS

G. MASSON, ÉDITEUR

LIBRAIRE DE L'ACADÉMIE DE MÉDECINE

PLACE DE L'ÉCOLE-DE-MÉDECINE

1875

DISCUSSION

SUR LES

TROUBLES FONCTIONNELS DE LA VISION

DANS LEURS RAPPORTS

AVEC LE SERVICE MILITAIRE

M. Giraud-Teulon : En montant à cette tribune dans la dernière séance, M. Maurice Perrin a dû faire allusion au débat intercurrent soulevé sur l'origine ou le mécanisme de la myopie par M. Jules Guérin, et a très-judicieusement défini ce débat préalable en lui appliquant la qualification de discussion latérale, relativement à la principale qui l'a ensuite exclusivement occupé et qui nous appelle aujourd'hui devant vous. Il n'était donc nullement obligé à s'engager à notre suite dans cette voie. Cependant, considérant la grande unité de principes qui gouverne aujourd'hui les représentants de l'ophthalmologie nouvelle, s'il voyait en moi un antagoniste dans la question de détails qui nous divise, il pouvait d'autre part envisager l'unité de devoir scientifique qui nous unit, et affirmer devant cette assemblée des doctrines qu'il ne peut que partager.

Ce concours, qui ne pouvait en rien infirmer sa position ultérieure dans le débat, étant apporté à la science nouvelle toute seule, m'eût épargné le double embarras, soit de revenir moi-même sur ces préliminaires de la discussion, soit de les passer sous silence, eu égard à la nécessité où je me trouve d'occuper plus longuement que je ne voudrais l'attention de l'Académie.

Quoiqu'il m'en coûte, je prends ce dernier parti, j'ai une charge assez lourde pour aujourd'hui.

J'aborde donc, messieurs, le grand débat ouvert devant vous. A la vivacité du feu dirigé contre une intervention que je ne soupçonnais aucunement devoir être si importune, l'Académie pourrait craindre d'avoir à assister à une discussion bien complexe, soulevant des problèmes bien difficiles, et surtout d'après le caractère que les dernières paroles de notre collègue, M. Perrin, ont très-gratuitement imposé à nos propositions, la Compagnie pouvait craindre d'avoir à s'engager à ma suite dans une ingérence regrettable.

Je dois à cet égard la rassurer ; des deux questions partielles en lesquelles se divisait l'objet fondamental de cette discussion, l'une est résolue, l'accord étant fait sur elle : la seconde est peut-être, malgré les apparences qui vibrent encore à nos oreilles, plus près du même accord qu'on ne doit l'imaginer depuis notre dernière séance.

Ces deux questions partielles étaient les suivantes:

1° *En premier lieu*, nous nous proposions d'obtenir la détermination des degrés ou coefficients d'acuité visuelle *au loin*, devant servir de limite à l'incorporation dans l'armée, soit active, soit sédentaire : cette détermination étant envisagée tant dans l'amblyopie proprement dite, que dans les anomalies de la réfraction ;

2° Ces éléments étant déterminés, régler les méthodes d'examen ou d'épreuves propres à les réaliser dans le recrutement de l'armée.

Comme je viens de le dire, de ces deux questions, la première, et non la moins délicate, est aujourd'hui comme résolue.

C'est elle qui a fait les frais des délibérations du congrès de Bruxelles; et les conclusions de ces discussions, quoiqu'elles reflètent encore les divergences d'avis qui s'y sont fait jour, forment une base, un point de départ commun auquel chacun a pu se rallier, *et s'est rallié.*

Je demanderai la permission de les reproduire devant vous :

I. *Affections amblyopiques.*—1° La section est d'avis qu'il est nécessaire de déterminer exactement le degré minimum d'*acuité visuelle* compatible avec le service militaire. Aussi, bien qu'il ressorte des débats que ce degré minimum est probablement compris entre 1/4 et 2/5 de l'acuité visuelle normale pour l'œil droit, l'œil gauche pouvant ne posséder qu'une acuité moindre, il est désirable que ce point soit exactement déterminé par des recherches nouvelles qui seraient basées sur une connaissance parfaite des exigences du service ;

2° On ne peut pas accepter dans l'armée les sujets atteints d'une diminution considérable du champ visuel ;

3° Dans le service des chemins de fer et dans la marine où l'usage des signaux colorés est général, on n'acceptera pas les sujets atteints de pseudo-chromatopsie.

II. *Strabisme.* — Le strabisme convergent de l'œil gauche n'est un motif d'exemption que dans les cas extrêmes, quand il en résulte une diminution notable du champ visuel. Il en est de même du strabisme alternant quand il est porté assez loin pour diminuer notablement le champ visuel de l'un ou de l'autre côté.

III. *Taies de la cornée, synéchies postérieures, cataractes, flocons du corps vitré.* — 1° Les taies de la cornée entraînent l'exemption quand, à la grande lumière du jour venant d'en face, l'acuité visuelle tombe au-dessous de 1/4 de l'acuité normale ;

2° Les synéchies postérieures et les cataractes pyramidales antérieures sont assimilées aux taies de la cornée ;

3° Pour toutes les autres formes de cataracte, on accordera l'exemption définitive ;

4° Les flocons du corps vitré, même limités à un œil, doivent entraîner l'exemption définitive à cause des dangers auxquels cette maladie expose dans le service militaire.

IV. *Amétropies.* — Avant de s'occuper des formes particulières d'amétropie, l'assemblée, après des débats prolongés, a voté à l'unanimité cette proposition préalable :

« La section ophthalmologique du congrès international :

» Considérant que l'interdiction des lunettes dans les rangs peut priver l'armée active d'éléments utiles, et peut nuire considérablement au recrutement des cadres, en faisant reléguer bien des hommes intelligents dans les services auxiliaires, est d'avis qu'il y a lieu d'admettre l'usage des lunettes dans les armées. »

En supposant que l'usage des verres correcteurs soit admis dans les armées, la section prend la décision suivante :

« 1° Le plus haut degré de *myopie* compatible avec le service militaire doit être corrigé complétement par le n° 5 de la nomenclature métrique. Ce degré correspond à une myopie de 1/7 à 1/8 dans l'ancienne nomenclature basée sur la distance focale en pouces des verres correcteurs ;

2° L'hypermétropie totale correspondant à peu près à 1/6 de l'ancienne nomenclature est une cause d'exemption définitive ;

3° L'astigmatisme entraîne l'exemption définitive quand, par l'interposition des verres sphériques les plus convenables, on ne parvient pas à établir une acuité visuelle supérieure à celle qu'on exige des amblyopiques.

4° En supposant maintenant que l'usage des verres *ne soit* pas admis dans les armées, quels sont les degrés d'amétropie auxquels on doit accorder l'exemption?

Myopie : Le plus haut degré de myopie compatible avec le service doit être au-dessous de 3 de la nouvelle nomenclature, soit de 1/12 à 1/13 de l'ancienne.

L'hypermétropie totale atteignant ou dépassant 6 de la nouvelle, ou 1/6 de l'ancienne nomenclature, est une cause d'exemption définitive.

Astigmatisme : Quand le trouble de la vision chez les astigmatiques est tel que l'acuité ne dépasse pas 1/8 de l'acuité normale, il y a lieu à exemption.

Cette acuité de 1/8 correspond à celle que l'on trouve, dans des conditions favorables, chez les myopes de 1/12 à 1/13. »

Telles sont les résolutions auxquelles s'est arrêtée la section spéciale d'ophthalmologie.

Or, lorsque je formulais devant l'Académie la première conclusion de mon travail, je ne me flattais assurément pas d'obtenir, avant de pénibles travaux, de longues discussions, une satisfaction relativement aussi grande, ni surtout aussi prompte.

Cette conclusion était ainsi conçue :

1° Émettre le vœu que le département de la guerre veuille bien faire étudier par des commissions spéciales :

a. Le coefficient d'acuité visuelle au loin indispensable pour le service actif ou armé du simple soldat ; *b.* le degré d'anomalie de réfraction, par excès ou par défaut, correspondant lors de l'usage de l'œil nu, à ce même coefficient d'acuité visuelle au loin ; *c.* le degré d'imperfection, sous ces deux rapports, conciliable avec le service actif dans les catégories spéciales des écoles militaires, puis du volontariat ; *d.* la fixation des éléments analogues pour les services accessoires de l'armée active et de l'armée territoriale.

Comme tous les vœux exprimés dans cette conclusion se trouvent implicitement satisfaits par les résolutions du congrès de Bruxelles, comme ces résolutions ont été adoptées par M. Perrin, j'avais donc quelque raison de vous dire qu'à cet égard l'accord était fait.

Ce sont donc ces résolutions mêmes que je soumettrai à l'approbation de l'Académie, au lieu et place de ma première conclusion.

Voies et moyens. — Vient maintenant la question des voies et moyens, celle de l'application de cette première partie du problème aujourd'hui résolue, c'est-à-dire la détermination de la nature des épreuves propres à faire dans le contingent : le départ des incorporés et des exemptés.

Sur cette seconde question, je n'ai malheureusement pas à offrir à l'Académie un ensemble tout préparé de résolutions indiscutables. La section d'ophthalmologie du congrès, soit faute de temps, soit pour tous autres motifs à moi inconnus, a renvoyé au prochain congrès la solution de ce second problème.

Cependant ce n'est pas là une raison pour moi d'abandonner la défense des propositions que j'ai eu l'honneur de développer devant vous, et sur lesquelles j'ose prévoir un accord pous vous imprévu ; il me suffira, je l'espère, pour réaliser cet objet, de lever les obscurités soit réelles, soit artificielles qui paraissent envelopper encore le véritable sens de mes secondes conclusions.

Lorsque je terminai devant vous ma lecture, la protestation très-animée de M. Perrin, loin de me faire craindre pour le succès de ces propositions, m'avait au contraire paru de nature à le préparer.

« M. Giraud-Teulon, disait-il, s'est absolument mépris sur
» l'usage restreint de l'ophthalmoscope dans les conseils de
» révision. Il n'en est pas un seul où l'on ne s'en serve jour-
» nellement. Ce qui prouve mieux encore toute l'importance
» qu'on y attache, c'est que depuis dix-huit ans il y a un cours
» spécial d'ophthalmoscopie au Val-de-Grâce. Les observations

» de M. Giraud-Teulon portent donc à faux, et la conclusion
» de son travail repose sur un quiproquo. » (P. 791 du *Bulletin*.)

Puisque M. Perrin s'indignait de ma supposition à l'endroit
de l'usage restreint de l'ophthalmoscope devant les conseils de
révision, puisque cette méthode d'exploration est en fait d'une
application aussi constante que je le crois nécessaire, le quiproquo sera facile à redresser.

Le malentendu, me disais-je, n'existe pas entre M. Perrin et
moi, mais entre l'administration, d'une part, et nous deux de
l'autre.

Mon collègue se joindra donc à moi pour demander la radia-
tion dans la circulaire-règlement des propositions que j'ai
citées.

Il demandera chaleureusement la suppression de cette phrase
antiscientifique :

« La plupart des affections de l'œil, même celles de la cho-
roïde et de la rétine, se traduisent généralement par des altérations faciles à reconnaître par l'examen ophthalmoscopique.
*Le médecin ne devra toutefois y recourir qu'après avoir établi déjà
son diagnostic par voie d'exclusion, et comme pour le confirmer.* »

Un homme aussi familier avec les découvertes de l'ophthalmologie moderne, me disais-je, le supérieur incontesté et offi-
ciel du district ophthalmologique de l'armée, a dû dormir mal
à l'aise depuis le 3 avril 1870, date de ce règlement, à côté
d'une telle proposition. Au lieu de donner à l'ophthalmoscope
le rôle accessoire, il devait vouloir lui attribuer le principal :
— Celui-là serait grandement téméraire, devait-il dire comme
nous, qui, en l'absence de l'observation directe ou ophthalmoscopique, affirmerait la présence ou la forme de l'une quelconque des lésions des membranes oculaires profondes (*Bulletin*, p. 761). Il ne devait pas être plus satisfait de se heurter
à la méthode traditionnelle, reproduite avec aggravation dans
ce document, pour la détermination du degré de la myopie;
— pas davantage avec l'assimilation, dans la vision à distance,
d'une myopie de 1/4 avec une amblyopie du même chiffre. —
En ce qui concerne ce dernier point, son énergique empressement à proposer au congrès de Bruxelles la limitation de 1/24
(six fois moins) à celle de 1/4, ajouta depuis à ma conviction.

Je trouvais un nouvel indice de cet accord futur dans l'opinion exprimée par M. Perrin lui-même dans son traité d'ophthalmoscopie. En parlant du diagnostic et de la détermination du degré de l'amétropie par l'ophthalmoscope, M. Perrin ne s'exprime-t-il pas ainsi :

« Nous attachons à cette méthode assez d'importance pour la recommander à une attention plus soutenue. Elle forme la base d'un procédé d'exploration trop négligé jusqu'alors, et qui, pourtant, *est le plus simple et le plus rapide* pour reconnaître l'existence et les formes de l'amétropie; ajoutons aussi qu'il est le plus précieux, parce qu'il est *exclusivement objectif.* »

Nous ne nous exprimerions pas autrement. Comment se fait-il que M. Perrin ait répudié cette manière de voir, et qu'il s'attache aujourd'hui, dans l'analyse pratique des amétropies, à une méthode purement subjective, c'est-à-dire ouverte à toutes les difficultés que peuvent y apporter l'esprit de dissimulation, l'amoindrissement de l'acuité, et exigeant autant de temps. Notre confrère nous expose les raisons de ce changement dans l'argumentation dirigée par lui dans la dernière séance contre nos propositions sur le même sujet, c'est-à-dire contre l'opinion qu'il partageait autrefois.

Étudions donc ces raisons; je ne suis pas de ceux qui n'abandonnent point une idée fausse, par le seul motif qu'elle est ancienne chez eux.

Ses critiques ont porté sur les points suivants :

— Lorsque l'observateur se trouve en présence de l'image renversée provenant de l'œil observé, comment, nous demande M. Perrin, peut-il calculer la distance qui l'en sépare?

De la façon la plus simple : en s'en rapprochant tout doucement jusqu'au moment où cette image commence à perdre de sa netteté. En ce moment là, ledit observateur en est séparé par la distance même de son *punctum proximum.* Et comme nous ne supposons pas qu'un praticien quelconque de l'ophthalmoscopie puisse ignorer la distance de son point rapproché, le calcul en question n'exige que la plus simple des soustractions. La distance qui sépare l'œil observé de l'œil observateur est exactement la somme des distances respectives du *punctum remotum* de l'observé et du *punctum proximum* de l'observateur; une simple soustraction dégage l'inconnue.

Nous ne reproduisons pas ces éléments optiques de la question pour les rappeler à notre confrère, mais uniquement pour que les idées soient bien fixées sur les points de détail à l'occasion desquels M. Perrin est revenu sur ses appréciations antérieures de la méthode; et l'énoncé précédent permet de mettre immédiatement en lumière la cause de ses doutes actuels :

M. Perrin a rencontré deux cas, dans lesquels la myopie, mesurée subjectivement au préalable et trouvée de 1/9 et de 1/11, a fourni, lors de l'examen objectif ou ophthalmoscopique, le chiffre de 1/4 dans les deux cas. De cette double observation que nous ne songeons nullement à contester, n'ayant point en cela autorité supérieure, il résulte : ou que le *punctum proximum* chez l'observateur n'a pas été aussi constant qu'il le suppose, c'est-à-dire à 8 pouces étant armé du verre convexe n° 15, ou que le sujet a, pendant l'examen, déployé un effort accommodatif; et telle est bien la pensée ou la croyance de M. Perrin, car, faisait-il observer deux lignes plus haut : « Le plan de l'image renversée du sujet, si laborieusement déterminé, ne marque le *punctum remotum* du sujet qu'autant que l'accommodation de l'œil observé est complétement relâchée, ce qui, je crois, n'est pas fréquent. »

Prétendre que le *punctum proximum* de l'observateur a varié pendant l'observation, ce serait dépasser mon droit; mais inférer de la même observation que l'accommodation s'est contractée pour passer, sous l'ophthalmoscope, de 1/9 à 1/4, c'est se mettre en contradiction avec le fait journellement observé, à savoir, que sous l'action de la lumière du réflecteur, et sans objet rapproché qui provoque son attention, l'œil observé devient inerte, que son muscle ciliaire demeure au repos. C'est une des lois établies par Donders. Tous les jours ce procédé se montre infaillible pour faire découvrir l'hypermétropie latente quand toute épreuve de l'hypermétropie manifeste s'est montrée sans résultat. Comment se démentirait-elle dans le cas de la myopie, état dans lequel l'accommodation montre autant de dispositions à se relâcher, qu'elle en déploie au contraire à s'exercer dans l'hypermétropie.

Quoi qu'il en soit, deux observations isolées ne sauraient prévaloir à elles seules sur l'assentiment général donné par les ophthalmologistes à cette méthode. Ce qu'elles sont en droit de faire, c'est d'appeler leur attention, et de les porter à provoquer de plus délicates expériences. On n'y manquera certainement pas. Mais ce serait préjuger leur résultat que de se déclarer, sur ces simples citations, contre une méthode aussi généralement acceptée.

J'ajouterai que si l'on veut se mettre à l'abri de l'erreur, on n'a pas beaucoup à ajouter à l'épreuve commencée; il n'y a qu'à chercher le verre concave qui, placé près de l'œil observé, transformera en simple lueur oculaire les détails de l'image renversée.

Enfin, on peut ajouter à tout cela l'emploi de l'atropine, après lequel tout soupçon doit s'évanouir; et je m'étonne à son endroit, que M. Perrin l'ait déclarée d'un usage peu pratique. L'importance du résultat compense largement, nous semble-t-il, pour le sujet lui-même, le minime embarras d'une vue mydriatique pendant quelques jours.

En continuant l'exposé de ses remarques critiques sur ce sujet fort sérieux — je demande pardon à l'Académie d'y insister — M. Perrin a ajouté quelque part (p. 344 de son Traité d'optométrie) les lignes suivantes qui, même lors de son adhésion formelle à la méthode, lui paraissaient en limiter l'emploi : « Le miroir ophthalmoscopique conduit à un diagnostic aussi » sûr que rapide, lorsque la myopie est assez élevée pour que » le *punctum remotum* soit situé à 6 ou 8 pouces. »

Nous rappelons cette remarque, non dans une vue critique, mais pour faire ressortir l'avantage immédiat de ce procédé au moins pour le diagnostic extemporané d'un degré de myopie exclusif du service militaire.

Ce n'est pas seulement jusqu'à 6 ou 8 pouces, mais bien jusqu'au delà de 12 ou 16, que le procédé est applicable, même de la part d'un presbyte, s'il a soin de prendre son pince-nez. Lorsque, dans cet examen, l'observateur est forcé à un recul gênant pour lui, que les détails, même relativement grands de l'image, lui deviennent trop confus, il est lui-même au delà de 18 pouces du sujet, et l'image au delà de 12.

Dans ce cas, le médecin est donc certain que le sujet offre une myopie légère ou admissible dans le service, étant donné que le chiffre 1/12, fixé par le congrès de Bruxelles, soit celui définitivement admis.

S'il n'est pas obligé à se reculer, dans les conditions ordinaires de l'examen ophthalmoscopique par un emmétrope, pour voir nettement l'image, la myopie dépasse nécessairement 1/12 et emporte l'exemption.

L'insistance que je mets sur la prééminence de la méthode objective, ou par le réflecteur, a encore une seconde raison d'être ; c'est qu'elle ne convient pas moins au diagnostic extemporané et à une détermination très-suffisamment exacte de l'anomalie contraire, à savoir, de l'hypermétropie.

[Le cas de cet hypermétrope de 3″ qui, impropre à la vue de loin, pouvait cependant lire tout près de ses yeux, à 3 pouces comme l'a très-bien supposé M. Perrin, a provoqué de la part de mon confrère une petite discussion latérale qui, sans conséquences pour le cas qui nous occupe, offre pourtant un intérêt scientifique que je suis très-loin de contester.

A ce seul point de vue le sujet est digne de discussion. En présentant cette observation, je n'avais évidemment en vue que de montrer dans cet exemple à quel degré pouvait s'élever une accommodation exercée par de longs et constants efforts soutenus par une grande convergence.

M. Perrin fait observer avec raison que cette accommodation ne pouvait en aucun cas atteindre la quantité 1/1,5 qu'elle eût dû égaler pour produire à elle seule l'effort produit, et qui tient manifestement à une réunion de causes diverses.

Nous voulions seulement marquer que ce que peut produire un homme affecté d'un tel déficit de réfraction, combien plus aisément le peut obtenir un homme jeune, légèrement myope ou même emmétrope. Ce sujet, d'ailleurs, n'est pas en contestation, puisque M. Perrin est à cet égard absolument du même avis que nous.

Mais si nous considérons ce fait au seul point de vue d'un problème de physiologie, je lui dirai que je n'ai pas entendu le moins du monde en donner la solution. L'explication suggérée par M. Perrin est l'explication classique fournie par de Graefe et elle est reproduite par moi dans mon précis de la réfraction de 1865. Mais j'avoue que, tout en la reproduisant, je n'ai jamais eu pleine conscience de sa valeur, ni compris nettement qu'en réalité, l'agrandissement des images amené par le rapprochement de l'objet l'emportât par lui-même sur l'effet des cercles de diffusion. Or les expériences plus récentes, faites à propos de la question même de la myopie dans ses rapports avec les objets distants, nous ayant appris combien l'acuité diminue plus rapidement que ne croît l'anomalie de réfraction, je crois pouvoir considérer la proposition de de Graefe comme sujette encore à discussion, et le problème comme attendant encore une solution.

Dans le cas actuel, j'avais suggéré l'hypothèse d'un clignement exécuté par le malade. Je l'ai observé tout récemment et ai pu m'assurer qu'il n'en était rien. Le problème demeure donc entier.]

Mais abandonnons cette digression, si intéressante qu'elle soit.

Notre collègue avait également adopté la méthode ophthalmoscopique pour les déficits de réfraction, et nous ne pouvons mieux faire, pour en faire ressortir les avantages, que de rappeler ses propres descriptions.

« S'il y a une réfraction insuffisante, c'est-à-dire si le foyer est situé en arrière de la rétine, état optique de l'hypermétrope, le fond de l'œil, dit excellemment M. Perrin, sera dans les conditions de l'objet que l'on examine à la loupe. On percevra une image droite, virtuelle, d'autant plus grande que l'hypermétropie est plus faible, d'autant plus nette que l'on rapproche davantage le réflecteur. Dans ce cas particulier, l'observateur devra être accommodé pour la distance à laquelle se trouve l'image virtuelle, — ce qui est parfaitement exact, — c'est-à-dire pour une distance de quelques centimètres (ce qui ne l'est plus, du moins pour la généralité des cas). L'accommodation, ajoute M. Perrin, se fatigue vite de la sorte, surtout si l'on n'est plus de la première jeunesse. Pour y obvier, on peut placer derrière le miroir ou maintenir devant l'œil en observation un verre convexe, destiné à diminuer la divergence des rayons émergents. »

Ces dernières remarques de notre distingué confrère étaient

de nature en effet à compromettre entièrement la méthode
objective du diagnostic de l'hypermétropie. L'auteur du traité
pratique dont nous extrayons ces lignes, après avoir parfaitement indiqué que l'œil de l'observateur devait s'accommoder
pour la distance même à laquelle se trouvait l'image virtuelle
de la rétine, ajoute qu'elle ne se trouve qu'à *quelques* centimètres en arrière de l'œil observé. Cela n'est vrai que dans les
degrés *très-élevés* du déficit de la réfraction. Jusqu'au degré
de 1/4, cette image est assez distante de l'œil observé, et par
suite de l'observateur, pour atteindre à peine le point rapproché
d'un observateur de cinquante ans; ajoutons que, dans ce dernier cas, un recul de quelques centimètres de la part de ce
dernier suffit à lui procurer une image très-nette de degrés
d'hypermétropie plus élevés encore.

L'image virtuelle de la rétine est, comme le sait très-bien
notre confrère, en arrière de l'œil, *à une distance de la cornée
mesurée par la longueur focale de la lentille convexe qui neutralise
l'hypermétropie.* Ainsi, dans le cas d'un degré de cette anomalie atteignant dix dioptries, c'est-à-dire entre 1/3 et 1/4 de
l'ancien système, cette image virtuelle est encore de 10 centimètres en arrière de l'œil observé.

L'observateur placé, comme le dit M. Perrin, à la distance
habituelle de 30 centimètres, est donc à 40 centimètres de
l'image virtuelle qu'il doit reconnaître. On voit par là qu'il n'a
nul besoin de verre convexe pour s'accommoder à la distance
de l'image virtuelle à moins d'un degré élevé déjà de presbytie. Tout au plus l'observateur serait-il obligé à un recul de
quelques centimètres, s'il était en présence d'une anomalie
supérieure à 1/3 ! Cas particulièrement rare. Enfin, comme en
toute autre circonstance analogue, le verre convexe pourra
devenir indispensable à un observateur notablement presbyte,
dans ces très-hauts degrés (supérieurs à 1/3). Mais ce n'est pas
assurément là une cause d'infériorité dans la méthode. L'infériorité est malheureusement du côté seulement de l'observa-
vateur âgé.

Quant à la détermination même du degré, elle consiste,
comme pour la myopie, dans la recherche du verre neutrali-
sant; seulement on procède ici avec des verres convexes succes-

sivement croissants, au lieu des verres concaves employés dans la myopie, et il n'y faut pas plus de temps.

Ce double avantage de pouvoir en un instant juger de la nature et se faire une idée suffisamment approchée du degré d'une anomalie de réfraction, pour pouvoir décider presque immédiatement de l'aptitude ou de l'inaptitude au service militaire, explique et notre insistance et la faveur rencontrée par la méthode chez l'esprit pratique de nos voisins les Anglais.

Voici, en effet, la conclusion du chirurgien général de l'armée anglaise (*Du diagnostic sommaire de l'emmétropie, la myopie et l'hypermétropie par l'ophthalmoscope*) :

« Il suit de ce qui précède, conclut M. Longmore, que dans les conditions d'exploration ci-dessus décrites,

— Un œil emmétrope ne fournit que la lueur oculaire, sans détails visibles de ses parties profondes.

— Si quelqu'un de ces objets apparaît, on peut en conclure que l'œil est myope ou hypermétrope.

— Pour savoir lequel des deux, l'observateur transporte doucement sa tête à droite ou à gauche, et remarque si les images vues et provenant du fond de l'œil, se meuvent dans un *sens contraire* à son propre mouvement, ou dans le même sens.

— Dans le premier cas, sens contraire, l'œil observé est assurément myope ;

— Il est hypermétrope dans le second. »

Et pour le cas de l'astigmatisme ! De quelle autre manière pourrait-on procéder pour en affirmer l'existence ? Dans les cas les plus ordinaires, aidé de toute la bonne volonté d'un sujet appelant la guérison, deux fois sur trois on est obligé d'interrompre l'examen subjectif pour invoquer le concours de l'ophthalmoscope. C'est la variation de forme de l'image ovale de la papille, obtenue par les mouvements de la lentille objective, qui tranche votre incertitude et vous confirme ou vous détrompe dans la croyance première à un astigmatisme réel !

Telle est donc notre conclusion formelle en ce qui concerne le diagnostic des anomalies de la réfraction : Pour réunir la rapidité à la certitude, pour se mettre immédiatement à l'abri des difficultés apportées par l'esprit de simulation, d'accord en cela avec la généralité, peut-être l'unanimité des ophthalmologues, je ne saurais recommander d'autre méthode que la méthode objective; elle a l'air, par ses caractères de netteté et de rapidité, d'avoir été faite tout exprès pour la circonstance.

Amblyopie. — Mais les anomalies de la réfraction ne sont pas les seules défectuosités visuelles à constater pour décider de l'aptitude du soldat, l'amblyopie, dont le degré limite a été évalué par le congrès de Bruxelles, sur la proposition même de M. Perrin, à un quart au plus de l'acuité normale, cette amblyopie doit à son tour être constatée dans son existence au moins, si ce n'est dans son degré.

L'estimation de l'un et de l'autre est de la plus grande facilité dans les cas où la dissimulation n'est pas supposable; mais il en est tout autrement si le sujet appelé, et non volontaire, se croit le pouvoir de tromper ses juges.

Or, sur ce point, je ne trouve pas dans le discours de M. Perrin l'expression d'une opinion formelle relativement aux méthodes d'examen propres à édifier le juge en présence d'un cas suspect. Je ne parle pas des procédés proposés pour découvrir la simulation dans le cas d'amaurose unilatérale. M. Perrin s'y étend longuement; mais c'est là de l'histoire descriptive : ces méthodes sont classiques et il n'y avait qu'un simple rappel à en faire. Mais pas un mot décisif sur le rôle imposé à l'ophthalmoscopie dans ce conflit; et cependant mon confrère ne craint pas d'employer cinq pages à des développements superflus sur le mode de vision au loin chez les myopes, question vidée par la solution intervenue à Bruxelles.

Il lui était cependant bien facile, et cela a nécessairement dû se présenter à son esprit, de nous dire s'il admettait la possibilité d'affirmer l'existence ou la forme d'une maladie des membranes profondes de l'œil, sans le secours de l'ophthalmoscope. Je parle ici, bien entendu, des premières périodes de ces maladies, de l'époque où les altérations choroïdiennes n'ont pas encore transpiré à travers la région antérieure de l'œil. Ce silence n'a-t-il pas sa signification en présence de la position si ferme prise par nous sur ce point de doctrine si important, dans notre lecture, et m'accusera-t-on d'abuser du droit d'interprétation si largement mis en œuvre par notre confrère, si je considère ce silence.comme une adhésion à notre sentiment, et M. Perrin comme aussi édifié que nous pouvons l'être nous-même sur la valeur décisive, 99 fois sur 100, de l'ophthalmoscope en matière d'amblyopie suspecte?

M. Perrin, préfère me demander pourquoi, dans cette question de l'amblyopie, j'ai négligé de m'expliquer sur le degré limite que je croyais devoir lui assigner.

Cette question, après les débats et les résolutions du congrès de Bruxelles, dans laquelle j'ai fini par voter avec lui, mes réserves faites, devenait parfaitement oiseuse, le sujet étant vidé.

Je ne veux pas faire perdre le temps de l'Académie en recherchant tous les passages de ma première lecture, où se reconnaît mon penchant formel à voter une acuité entre 1/2 et 1 pour le soldat en service armé. Ces passages sont nombreux : ne serait-ce que celui relatif à la myopie que je proposais de repousser totalement des rangs appelés à faire sentinelle.

Et que disais-je à Bruxelles?

« Il n'est point suffisant, comme M. Perrin l'entend, disais-je, qu'un soldat puisse tirer à la cible à 250 ou 300 mètres : la mission du soldat est plus délicate que cela; il faut, ce me semble, qu'*une sentinelle avancée puisse voir à la distance où elle-même peut-être vue;* et si, dans les armées européennes, l'acuité 1 était admise quelque part, je crois qu'il deviendrait nécessaire de la décréter aussi chez nous.

Mais, ajoutais-je, et ceci peut me servir d'explication et d'apologie pour cette introduction, si mal reçue, de commissions mixtes médicales et militaires dans la question, je ne me sens pas suffisamment éclairé sur les qualités de la vue à distance longue par suite des variations dans les qualités de l'air; des observations particulières me font soupçonner l'existence de plus d'un écart entre les résultats recueillis en plein air à 1000 ou 2000 mètres, et ceux relevés dans nos cabinets.

Enfin, l'armée anglaise, qui était disposée à adopter ce chiffre 1, a reculé jusqu'à 1/2 de peur de ne pas trouver assez de sujets pour son armée.

2

N'en peut-il être de même chez nous? Je ne le crois pas; mais comme tous ces points méritent examen et des lumières spéciales, multiples, il me semblait faire acte de bon sens et non de présomption en demandant que ces questions complexes, exclusivement théoriques, fussent renvoyées à des commissions composées de médecins, d'ophthalmologistes et d'officiers des armes savantes versés dans les opérations géodésiques. Je suis convaincu que les uns et les autres ne pourraient que gagner à l'échange de leurs idées, des fruits de leur expérience et de leurs travaux communs; je dis *travaux* et non simples conversations, le caractère des opinions énoncées étant fort différent dans les deux cas.

J'arrive maintenant à la thèse la moins sérieuse, et pourtant la plus palpitante de ce long débat, et par laquelle se termine l'argumentation de notre collègue.

Ici ce ne sont plus les discussions tempérées que comportent les questions numériques et physiques dont nous venons de vous fatiguer. C'est la grande lutte morale, celle que ma simplicité avait le moins de soupçons de voir s'élever. Je me vois tout d'un coup réveillé par un foudroyant réquisitoire dirigé contre un adversaire, je dois le dire, imaginaire.

La première de ces interpellations prend pour objectif la condamnable proposition que voici :

« Remercier l'administration de la guerre de la libéralité avec laquelle, dans les dispositions que nous avons citées, elle ouvre une porte pour l'examen scientifique médical des cas douteux, avec adjonction des lumières spéciales, *qui pourraient être réclamées par les médecins experts*. »

On peut dire que c'est avoir là l'indignation facile, le mot « spéciales » est d'un caractère si importun, que M. Perrin ne voit pas même les derniers mots : *réclamées par les médecins experts;* lesquels, quelle que fût la signification de la phrase précédente, lui enlevaient nécessairement tout caractère offensif, offensant ou de défiance; mais, les remercîments (formule de politesse) mis de côté, la proposition elle-même n'est que la paraphrase du passage suivant que je lis dans la circulaire même, page 489 :

« Comme il importe de se tenir en garde contre la fraude, et

que l'on ne saurait se livrer à des investigations trop scrupu-
leuses, c'est dans ces cas douteux et parfois très-embarrassants,
même pour les médecins les plus expérimentés, que le conseil
de révision pourrait user du droit de délai que lui accorde la
loi, et *autoriser* le médecin qui assiste à ses opérations, à suspendre son appréciation jusqu'à plus ample examen, qui aurait
lieu dans une séance spéciale au chef-lieu du département ; et,
dans cette circonstance, le médecin pourrait *même obtenir* de
rechercher l'opinion, à titre consultatif, d'un autre médecin.
Ce mode de constatation offrirait en quelque sorte une double
garantie aux intéressés, et diminuerait d'autant la responsabi-
lité morale du médecin expert. Comme il ne présente rien de
contraire au fonctionnement des conseils de révision, tel qu'il
est institué par la loi, rien ne doit les empêcher d'y recourir
dans certains cas extrêmement rares. »

Dans ma version se trouve le mot « spéciales » ; il était indiqué par la nature du sujet évidemment spécial. Quelle que fût
d'ailleurs sa portée, pas plus que la circulaire elle-même, il ne
distinguait entre civil et militaire : il indiquait seulement un
homme auquel le médecin expert était autorisé à demander
conseil.

Pour qui a connu, même sans y participer, le fonctionnement ancien des conseils de révision, leur rapidité, l'impatience
montrée quelquefois par les juges, — je parle du passé (il paraît
qu'il en est autrement aujourd'hui), — un simple citoyen devait
reconnaître dans la circulaire un souffle libéral qui n'existait
pas autrefois. Si c'est un crime, biffez cette proposition, elle ne
lésera aucun intérêt de fond.

Mais ce n'est pas là ce qui offusque mon contradicteur ; c'est
le mot « spéciales » qu'il rapproche, malgré l'extrême distance
qui les sépare, du même qualificatif accolé aux commissions
médico-militaires dont je demandais, au congrès de Bruxelles,
comme je l'ai fait dans ma communication à cette tribune, la
formation, pour trancher la question théorique, numérique du
maximum d'amblyopie compatible avec le service du soldat
armé.

Qu'y a-t-il de commun entre cette question exclusivement
scientifique — et sur laquelle d'ailleurs l'accord a été fait, comme

je l'ai exposé plus haut, et celle — pratique — du recrutement des conscrits.

Un professeur d'adaptation ne devait pas commettre cette confusion.

Mais revenons au grief même, intime, de mon contradicteur : je propose l'introduction d'experts spéciaux en ophthalmologie.

« Qu'est-ce que cela veut dire, ajoute M. Perrin ; des experts » spéciaux ! mais il en existe autant que de médecins militaires » préposés au conseil de révision. Ses vœux se bornent-ils à voir » chaque conseil assisté de deux médecins de l'armée fonction- » nant simultanément, et dont l'un serait chargé spécialement » de l'examen des yeux ? Cela est peu probable, autrement on » l'aurait dit plus clairement. D'ailleurs, etc. » — J'interromps ici et la citation et M. Perrin, ce que sa véhémence ne m'eût pas permis de faire, quand bien même mon émotion ne l'eût pas elle-même empêché. Mais si au lieu de céder à son entraînement oratoire, la question faite dans cette dernière phrase l'eut été comme on fait une question et non comme on prononce un réquisitoire : « Vos vœux se bornent-ils à voir chaque conseil » assisté de deux médecins de l'armée fonctionnant simultané- » ment, etc. » ? mais sans doute, eussé-je répondu, et pour cette raison sans réplique, que nous n'avons pas encore en France un autre personnel à vous présenter à cet effet, et qu'à votre honneur, ce personnel existe chez vous.

Mais ce que je ne pouvais dire à un homme peu disposé en ce moment-là à entendre, il m'est possible aujourd'hui, non pas seulement de dire, mais de montrer à l'Académie que nulle autre conclusion ne peut être tirée de mon travail ; ce que je ferai après avoir reproduit la fin du passage. « D'ailleurs, continue M. Perrin, il ne saurait y avoir de doute à cet égard depuis le congrès de Bruxelles. Notre collègue propose à l'Académie de provoquer l'adjonction aux médecins de *spécialistes de profession* (ce dernier mot n'a jamais été prononcé par moi) ; en d'autres termes, on vous demande d'une façon détournée et indirecte *un vote de défiance* contre le corps médical chargé officiellement du rôle d'expert devant les conseils de révision et les commissions de réforme : on vous propose de le déclarer insuffisant en ce qui concerne les affections des yeux. J'espère, etc. »

Les usages académiques ainsi que l'infériorité de mes poumons ne me permettaient que de protester contre des assertions aussi nouvelles qu'éloignées de mon sentiment. Après huit jours de repos passés sur ce triomphe non disputé, je compte sur le sang-froid de la Compagnie pour en apprécier la valeur.

Pour que fût entrée dans mon esprit la pensée de jeter un soupçon de défiance contre le corps de santé militaire, il eût fallu d'abord que je pusse avoir déjà en moi un germe tout prêt à se développer en ce sens. Eh bien ! la chose n'eût pas été naturelle, à part mille autres raisons considérables, dans l'espèce en particulier qui nous occupe, ayant souvenir que c'est ce groupe de confrères studieux, les médecins militaires et de la marine, qui a formé, pendant dix années, le personnel le plus nombreux et le plus assidu de mes essais d'enseignement théorique. Or ma mémoire est si peu ingrate que je ne saurais oublier, même aujourd'hui, que mon confrère, M. Perrin, fut des premiers à leur en montrer le chemin.

Je ne reproduirai pas les témoignages directs accumulés dans mon travail bien avant de prévoir une semblable accusation et qui devaient la faire spontanément éloigner de l'esprit de mon contradicteur ; en vain ai-je essayé de les lui rappeler ; — cette opinion favorable ne lui importe pas ; — comme si seule pouvait importer celle qui pourra justifier ses griefs !

Si, entrant dans l'esprit de mon travail, on veut bien chercher à lire, non pas entre les lignes comme M. Perrin regrette de n'avoir pas su efficacement le faire, mais dans le sens même de ces lignes, on reconnaît vite que, si tout du long de ce travail une vue critique se fait jour, elle s'adresse non pas au médecin expert, mais à l'institution même du conseil dont les éléments eux-mêmes pèsent sur lui.

Mon objectif, mais ce sont ces tribunaux investis de droits souverains, sans appel, et que j'ai cru pouvoir définir ainsi :

Un mécanisme de juridiction administrative, ayant pour objet de délibération ou plutôt d'arrêt une question de physiologie normale ou pathologique ; et en regard, l'absence dans ce tri-

bunal souverain de tout élément ayant une notion quelconque
dans cette branche de la science !

« L'objet de la décision à intervenir est exclusivement scientifique, ajoutais je, — exclusivement scientifique doit être le
tribunal. »

Et cette critique était suivie de l'espoir — car évidemment
ce ne pouvait être un projet de délibération à soumettre à
l'Académie, et elle ne figure naturellement pas dans les conclusions — était, dis-je, suivie de l'espoir de voir un jour le
conseil de révision lui-même composé de trois médecins au
lieu et place des fonctionnaires supérieurs incompétents qui
le constituent.

Que cet espoir doive ou non se réaliser un jour, qu'il soit
sage ou au contraire déraisonnable, ce n'est pas la question
que je traite : ma citation n'a d'autre objet que de montrer le
peu de fondement de cette accusation de défiance, extraite des
phrases ou des idées, ayant pour objet de faire *passer le médecin
du rang subalterne d'expert au rang de juge !*

Mais j'entends d'ici : oui, mais ce n'est pas de médecins
militaires exclusivement que vous vous proposez de composer
ce nouveau tribunal !

Assurément ; et la loi ayant déjà admis dans sa composition
les deux éléments civil et militaire, et même le premier, dans
la proportion de quatre contre un, pouvais-je concevoir la
pensée, pour flatter le corps de santé militaire, d'exclure de ce
tribunal l'élément civil.

Une telle proposition, ce me semble, renverserait les termes
de la prétendue défiance ; et si nos confrères de l'armée sont
justement susceptibles à l'endroit de la considération qu'ils
méritent, je ne pense pas qu'ils aient plus de droits que nous
à se montrer exclusifs. Pour moi, je crois que nous sommes,
avant tout, de la même famille ; et ce n'est pas après la com-
munauté des dévouements, lors de nos derniers désastres, qu'on
pourrait être fondé à commencer par voir entre nous les diffé-
rences au lieu des similitudes.

Pour en revenir au fond du litige, demander pour un expert
le rang de juge, passera difficilement pour une provocation à la
défiance envers lui.

Mais M. Perrin ne s'arrête point là :

Suivant lui, j'aurais proposé devant le congrès de Bruxelles l'adjonction de spécialistes *de profession* (étrangers bien entendu au corps de santé militaire). C'est la première nouvelle que j'en aie. Je pense que M. Perrin fait en ce moment allusion à l'épisode suivant. Il se rattache très-intimement aux idées que je viens d'exposer à l'instant, et que j'ai eu la bonne fortune de partager avec M. Donders.

Au cours des discussions et de façon intercurrente, l'éminent professeur parla spontanément d'une proposition qu'il avait autrefois faite au gouvernement de son pays — proposition passée depuis à l'état de fait accompli — et relative à la composition des *commissions de révision* (l'équivalent de nos conseils) et qu'il désirait voir contenir, en sus de l'élément militaire, un élément civil, et un élément ophthalmologique.

« Il importe, avait dit M. Donders, que toute décision ne portant pas sur une obscurité vraiment sérieuse soit rendue sans délai, et non pas après quelques semaines, ou quelques mois de service ou d'hôpital ; cela importe aussi bien à l'État sous le rapport de la défense, qu'aux populations sous celui du déplacement, du temps perdu, et des regrets du foyer domestique. Enfin, en ce qui concerne l'introduction de l'élément civil, *il n'importe pas moins que le médecin civil suive et accompagne le jeune citoyen jusqu'au seuil de la condition militaire.* Jusque-là son patronage ne doit pas lui faire défaut. »

Ces pensées délicates et sensées, je me fais en effet honneur d'y avoir adhéré. Je ne doute pas qu'elles ne rencontrent toute sympathie dans cette enceinte : mais le jugement à porter sur elles, au point de vue pratique, dût-il les faire écarter, ce qu'il me serait difficile de comprendre, c'est que l'on pût avoir le courage de les blâmer.

Mais nous n'avons pas, Dieu merci ! à traiter de la réforme des conseils de révision dans leur principe. C'est affaire aux assemblées législatives. Notre seule mission est l'étude des voies et moyens ou d'application de la loi, en ce qui peut nous concerner. Dans ce moment, et devant vous, il ne s'agit que du mode d'emploi, du rôle de l'élément ophthalmologique dans les conseils de révision. Or, de quelque manière qu'on l'envisage, cet élément, dans son application, exige plus de temps, demande plus de calme que n'en comporte le courant des opérations générales de la révision. Pour cette partie du service du recrutement, l'état actuel de la science impose l'adoption de dispositions particulières, assurant au médecin ophthalmologiste tout le temps, tout le loisir d'employer les méthodes dont ses maîtres lui auront montré la valeur. Il faut, comme l'a dit M. Donders, que toute décision ne portant pas sur une obscurité vraiment sérieuse soit rendue sans délai. Mais, pour cela même, il faut que l'expert ne soit ni gêné ni pressé dans ses opérations. Or, pour qui connaît par expérience comment les choses se passent, combien souvent le tribunal lui-même est désireux d'en finir, il est de toute nécessité qu'un service ophthalmologique parallèle à celui du service général fonctionne à ses côtés, et quant au médecin chargé de ce soin, il est entendu que ce sera un médecin militaire.

D'abord, ainsi que je l'ai dit, parce qu'en dehors du corps de santé militaire il n'existe point en France de groupe scientifique régulièrement, ni numériquement en état de fournir un personnel en rapport avec cette tâche; et, secondement, parce que dans l'état actuel de la loi, l'introduction dans ces conseils d'un élément étranger au service militaire ne peut avoir lieu que par la réquisition directe de l'autorité militaire elle-même.

M'arrêterai-je maintenant sur l'inculpation qui m'est faite de vouloir obliger à se servir de l'ophthalmoscope l'expert militaire qui se jugerait éclairé sans avoir eu recours à cette méthode.

Vraiment! Si M. Perrin a bien voulu m'accorder quelque acuité ou pénétration, il a été sobre dans la dose.

Comment a-t-on pu concevoir que ce fût le médecin expert que visât ma proposition, lorsque tout du long de ma communication je m'élève contre les conditions étroites dans lesquelles il est renfermé, quand partout je m'évertue à faire prédominer sa fonction. A quelque page que l'on ouvre mon travail on voit la préoccupation de mettre une barrière à la rapidité du fonctionnement des conseils de révision. Et il était d'autant plus naturel d'y reconnaître ce sentiment qu'il est celui du

Conseil de santé lui-même. Est-ce que cette rapidité relativement excessive n'est pas implicitement reconnue dans la citation suivante de l'instruction ?

« Devant les conseils de révision, dit le Conseil de santé, il n'est pas toujours possible d'établir, *séance tenante*, soit le diagnostic de telle maladie, soit le pronostic de telle autre. Dans tous les cas douteux, le médecin fera bien d'*engager* le Conseil à user du droit de délai que lui donne la loi, pour se procurer les documents de l'enquête qui lui seraient nécessaires, et à suspendre son jugement jusqu'à plus ample informé, pour tous ceux dont l'examen et l'application réclameraient des procédés d'exploration moins rapides. »

Est-ce clair ? Le Conseil de santé lui-même, dans une prévision qui l'honore, invite son fonctionnaire à *engager* le tribunal à suspendre une décision dont les éléments seraient incomplets ; engager ! comme si, en matière d'équité, la chose n'allait pas toute seule et de droit ! Et on ne comprend pas, qu'en présence de ces préoccupations, nous demandions, nous, que le Conseil soit mis dans l'*obligation d'attendre* ce renseignement qui doit diriger son vote ; on n'a pas vu que dans notre phrase « transformer pour le médecin en *droit* et en pratique *obligée* l'exploration ophthalmoscopique de tout œil qui n'a pas démontré immédiatement l'intégrité de fonctionnement de la vue » le mot *obligé*, placé à côté du mot *droit*, est une expression qui vise le Conseil et non son expert.

La disposition qui consisterait à avoir un second médecin (militaire, c'est entendu) opérant à côté du premier et recevant pour un examen calme et posé les sujets que lui enverrait ce dernier, est-elle exorbitante et les conditions dans lesquelles s'exercent aujourd'hui ces opérations répondent-elles, comme l'assure ou l'imagine M. Perrin, à toutes les exigences du service, à tous les droits des examinés ?

M. Perrin soulignait dans son argumentation l'intérêt que je semblais attacher au cas de cette hypermétropie si élevée (1/3 à droite, 1/2,5 à gauche) que j'ai eu l'honneur de citer à l'Académie. J'y attachais en effet un premier intérêt au point de vue de la méthode scientifique pratique de diagnostic qui nous divisait ; et je disais plus haut que, chez ce sujet, j'avais pu, avec la presbytie déjà prononcée de mon âge, voir parfaitement à l'œil nu et à 30 ou 35 centimètres de distance l'image droite de ses papilles, image située à trois pouces (H = 1/3) en arrière de son œil (1). Cette observation m'était précieuse à cet effet, et M. Perrin pourra la vérifier bientôt.

J'ai retrouvé en effet ce sujet intéressant : il mettra d'autant plus d'empressement à s'offrir à l'examen du Conseil de santé que, depuis l'époque de ma première exploration (1874), appelé devant le conseil de révision de l'armée territoriale, ici, à Paris, *il a été reconnu propre au service et incorporé ;* et cependant, lors de cette dernière exploration, en outre de son haut degré d'hypermétropie, il offrait les symptômes visibles d'une forte rétinite exsudative !

Je tiens à la disposition du Conseil l'homme et son adresse.

Que l'on ne devance pas mes paroles, et avec un excès d'*adaptation* que l'on n'aille pas imaginer que je veuille trouver dans ce fait le motif d'un grief contre le médecin-expert, ni me procurer un facile triomphe sur les personnes. Il me serait pourtant permis de dire que cette hypermétropie n'a peut-être pas été recherchée au moyen de l'ophthalmoscope à raison de la défaveur jetée par M. Perrin sur la méthode objective de diagnostic dans les anomalies de la réfraction.

Messieurs, si ce sujet n'a pas été soumis à l'examen ophthalmoscopique, mon opinion probable est que le temps et une installation propice ont seuls manqué à l'établissement de cet examen.

Si le second médecin dont je demande, avec une installation régulière et obligée, l'adjonction aux conseils actuels, avait pu opérer paisiblement en dehors du mouvement et de la rapidité des opérations courantes, alors seulement pourrait être mise en cause la perspicacité du confrère chargé de cette épreuve. En l'état, je ne saurais incriminer que les conditions générales qui président à ces opérations.

---

(1) Pour l'œil gauche seulement, hypermétrope de 2 1/2, j'ai dû armer mes yeux du verre correcteur de ma presbytie ; encore cette nécessité m'a-t-elle paru accrue par la légère suffusion existant dans les milieux de cet œil, atteint de névro-rétinite, et qui ajoutait au trouble des images.

Pour avoir pu conduire jusqu'à ce point une apologie, une véritable justification appelée par un véritable procès de *tendance* — et cela sans une parole d'amertume — il m'a fallu être soutenu par le désir intense de faire aboutir une discussion dont l'importance n'échappe à personne dans cette enceinte, ni ailleurs.

Déjà la première conclusion de mon travail, amendée par moi dans un esprit de conciliation, vous est proposée sous la forme d'une simple adhésion aux résolutions du congrès de Bruxelles, qui reproduisent plutôt encore les conceptions de mon contradicteur que les miennes, mais qui, offrant une formule parfaitement admissible et qui n'exclut aucun progrès ultérieur, a dû entraîner mon adhésion.

Quant à la seconde, relative aux voies et moyens, si mon confrère était prêt, comme ses paroles citées plus haut doivent le faire admettre, à accepter la coopération d'un second médecin préposé aux opérations ophthalmologiques — sous cette condition que ce médecin soit militaire — comme je n'ai jamais, pour ma part, eu ni pu avoir d'autre idée, l'accord serait fait également sur ce second point, et l'Académie pourrait s'arrêter à la résolution suivante :

Deuxième conclusion. — « Auprès de tout conseil de révision sera institué un service spécial et distinct confié à un médecin militaire chargé des constatations ophthalmologiques. A ce médecin, fonctionnant parallèlement et simultanément avec les opérations du conseil, sera renvoyé, séance tenante, tout sujet accusant ou laissant soupçonner une diminution d'acuité visuelle au loin. »